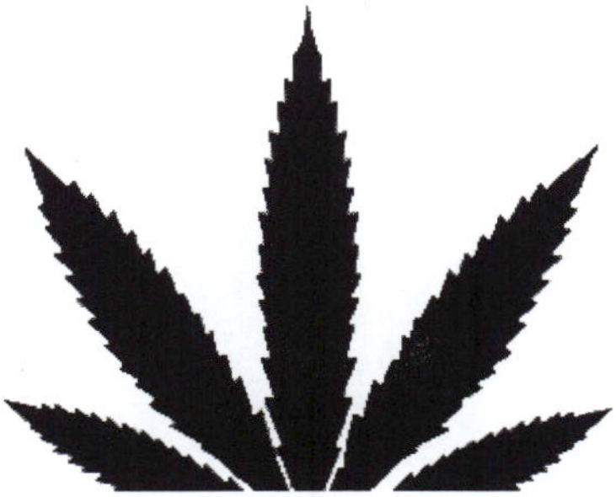

Die geheime Kraft von CBD

Ursprung, Anwendung & Wirkung

Amelie Blum

1. Auflage

Inhaltsverzeichnis

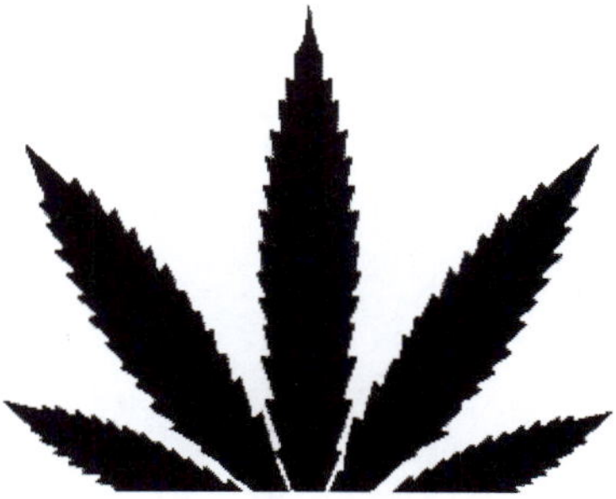

Haftungsausschluss:

Die in dem nachfolgenden Sachtext dargestellten Beschreibungen und Anleitungen zum Thema Cannabidiol (CBD) stellen in keinster Weise ein Heilversprechen dar. Für eine seriöse Anwendung von CBD bin ich verpflichtet Sie darauf hinzuweisen, dass ich naturgemäß keine Heilgarantie gewähren kann, d.h. für das Nicht-Eintreten der gewünschten Wirkung übernehme ich keine Haftung.

Die Anwendung von CBD-Produkten ersetzt nicht den Gang zu keinen Arztbesuch und kein medizinisches Therapieverfahren. In diesem

Buch werden keine medizinische Diagnosen vorgestellt. Für die Anwendung und Befolgung der nachfolgend geschilderten Ausführungen trägt der Leser selbst die volle Verantwortung. Die Anwendung erfolgt dementsprechend auf eigene Gefahr. Jeder Leser ist selbst für sein Leben, sein Unternehmen und seine Entscheidungen verantwortlich. Der Haftungsausschluss gilt für alle Seiten dieses Buches sowie die Inhalte auf der Produktseite bei Amazon-Kindle.

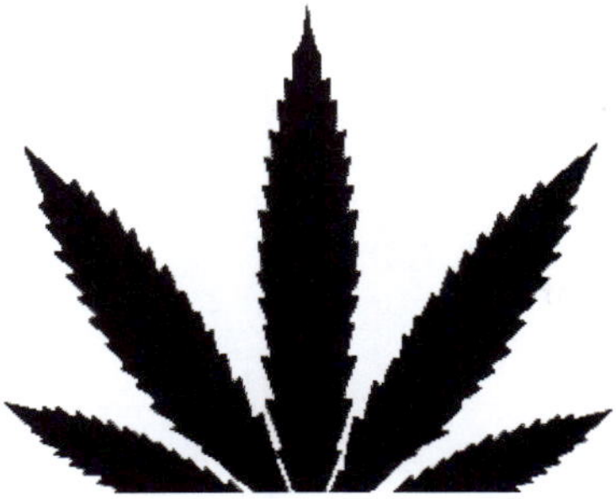

Vorwort

Vielen Dank für den Kauf meines Buches zum Thema CBD. Ob aus reinem Interesse aufgrund der steigenden Popularität der Substanz oder aufgrund eines Kaufvorhabens: Unabhängig davon, was Dein Beweggrund für den Kauf dieses Buches ist, es liegt mir sehr am Herzen, das verbotene Image der Heilpflanze Cannabis in ein positives und zugleich objektives Licht zu rücken. Denn die Cannabispflanze als Heilmittel für verschiedenste Beschwerden wurde in der jüngsten Geschichte regelrecht stigmatisiert und als Droge in den meisten westlichen Ländern verbannt. Nun erhält sie glücklicherweise wieder Einzug in viele

Hausapotheken, da nun auch die medizinische Forschung wieder das enorme Heilpotenzial von Cannabis entdeckt hat.

Das Stigma der Cannabispflanze auflösen

Dieses Buch soll sich dem mittlerweile in Deutschland legalisierten hochpotenten Wirkstoff Cannabidiol (CBD) widmen, denn er verspricht auf vielfältige Art und Weise Krankheitsbilder zu lindern oder gar zu heilen. Da der Cannabiskonsum in jüngster Vergangenheit meist mit realitätsflüchtigen Hippies oder motivationslosen Hängern in Verbindung gebracht wurde, möchte ich mit diesem Buch dazu beitragen, das enorme Wirkungsspektrum von CBD verständlich zu machen und auf qualitative Unterschiede beim Erwerb von CBD hinzuweisen. Das Buch ist gleichermaßen für Einsteiger als auch erfahrene CBD-Konsumenten geeignet, da ich der Überzeugung bin, dass in diesem Buch viel Wissenswertes steckt, das in der medialen Berichterstattung noch unerwähnt blieb.

Doch was veranlasst mich dazu, einen Ratgeber zum Thema CBD zu verfassen? Sicherlich erfreut es mich, dass nun die Wirksamkeit von Cannabis nun auch einer breiten Masse zugänglich gemacht wird. Schließlich wurden wir lange genug von den pharmakologischen Erzeugnissen unserer Medikamenten-Industrie vergiftet. Und genau dort liegt auch meine Motivation: Als erfahrener CBD-Nutzerin möchte auch ich gerne meinen Beitrag dazu leisten, meinen großen Wissensschatz über das Thema Cannabidiol zu teilen. Seit über fünf Jahren beschäftige ich mich mit der natürlichen Heilkunde und glaube fest an die Heilkräfte der Natur. Meine Überzeugung ist es, dass uns die Natur mit ihrer vielfältigen Pflanzenpalette ein breites Spektrum an natürlichen Stoffen an die Hand gibt, die zur Unterstützung der Heilung vieler Krankheiten eingesetzt werden können. Darunter verbirgt sich auch das überaus große Heilpotenzial von CBD.

Das erwartet Dich in diesem Buch

Zunächst möchte ich Dir daher erst einmal den Terminus CBD näherbringen. Was versteckt sich hinter dem komplexen Namen und was unterscheidet CBD von den anderen Wirkstoffen in der Cannabispflanze? Was ist der Unterschied zu medizinisch erzeugtem Cannabis/ Cannabidiol? Zum besseren Verständnis der Cannabispflanze ist es außerdem bedeutsam, den historischen Kontext von CBD zu erklären. Schließlich handelt es sich bei CBD und Cannabis um keine Erfindung des 21. Jahrhunderts. So viel sei verraten: CBD verfügt über eine lange Geschichte zwischen Antike und Neuzeit. Doch besonders im 20. Jahrhundert ereigneten sich einige bahnbrechende Entdeckungen im Hinblick auf das Vorkommen von CBD im menschlichen Organismus und die verschiedenen Rezeptoren für Cannabisstoffe im Gehirn. Deshalb möchte ich

Dir gerne einen Überblick darüber geben, welche Ergebnisse aktuelle Studien und Forschungsprojekte zum Thema CBD liefern. Denn in Sachen CBD-Forschung kratzen wir aktuell lediglich an der Oberfläche, die jedoch bereits äußerst vielversprechende Resultate für die Anwendung bei verschiedenen Krankheitsbildern liefert.

Und auch der gesellschaftspolitische Diskurs spielt eine wichtige Rolle, die zum besseren Verständnis der weltweiten Legalisierungsprozesse von Cannabis als Heil- und Genusspflanze beitragen soll. Zu diesem Anlass werde ich einige spannende Entwicklungen im Bereich Politik und Recht auf internationaler Bühne skizzieren. Schließlich möchte ich noch in einem kurzen Abschnitt auf die Gewinnung des wertvollen CBD und seine verschiedenen Anwendungsgebiete eingehen. Außerdem erkläre ich Dir, was Du beim Kauf von CBD beachten musst, damit Du nicht sinnlos Geld verbrennst. Zu guter Letzt zeige ich Dir etwaige

Nebenwirkungen, die beim Konsum von CBD auftreten können, auf.

Auf dem Weg in eine gesündere und fittere Zukunft unterstützt durch die vielschichtigen Anwendungsgebiete des CBD wünsche ich Dir alles Gute und hoffe, Dich mit meinem Werk dazu inspirieren zu können, CBD als Heilmittel eine Chance zu geben. Du wirst überrascht sein, welch positiven Effekt CBD auf Dein Leben haben wird.

Was ist CBD überhaupt?

Um Dir einen umfassenden Überblick über das Thema CBD zu geben, möchte ich einmal darauf eingehen, welche Wirkstoffe überhaupt in einer Cannabispflanze stecken. Allerdings würde eine Erklärung aller 113 bisher identifizierten Cannabinoide der Hanfpflanze den Rahmen dieses Buches sprengen. Der Hanf gehört wie auch der Hopfen zur Familie der Hanfgewächse (*Cannabacceae*) und unterteilt sich in drei Arten: *Cannabis sativa, Cannabis indica* und *Cannabis ruderalis,* wobei die dritte Form im wissenschaftlichen Diskurs weiterhin umstritten bleibt.

Insgesamt enthält die Hanfpflanze ganze 500 Substanzen, davon zählen über 100 zu den Cannabinoiden. Zu den wichtigsten Komponenten von Cannabis zählen neben Cannabidiol auch das Cannbinol (CBN), Cannabigerol (CBG) sowie das Delta-8-THC, das Dir womöglich als THC geläufig ist. Nicht-Cannabinoide sind beispielsweise Terpenoide, Flavonoide und Stickstoffverbindungen.

CBD: Der Antagonist des psychoaktiven THCs

Bei Cannabidiol oder kurz CBD handelt es sich um ein Cannabinoid aus der weiblichen Cannabispflanze – also einem Wirkstoff, den man aus den Cannabisblättern gewinnen kann. CBD ist neben THC der wichtigste Wirkstoff aus der Cannabispflanze. Cannabinoide wirken allesamt im Zentralnervensystem und im Körper über die

CB-Rezeptoren: Zwei Rezeptoren hiervon sind der CB1- und der CB2-Rezeptor. CBD als pharmakologischer Wirkstoff ist sehr komplex und erstreckt sich weiter über die beiden CB-Rezeptoren. Im Gegenteil: Auf die CB-Rezeptoren hat CBD lediglich einen geringen Einfluss.

Allerdings wirkt CBD im Gegensatz zu THC nicht psychoaktiv, das heißt ohne bewusstseinsveränderte Einflüsse. Ihnen gemein ist allerdings ihre entzündungshemmende, antispastische sowie schmerzhemmende Wirkung. Darüber hinaus wirkt CBD den psychotropen Einflüssen des THCs auf unsere Wahrnehmung entgegen. CBD ist also der Gegenspieler (inverser Agonist) des THCs und erzeugt den gegenteiligen Effekt des THCs. Das bedeutet, es hebt die Wirkung des THCs auf und kann damit die von vielen als unangenehm wahrgenommene Wirkweise von isoliertem THC dämpfen.

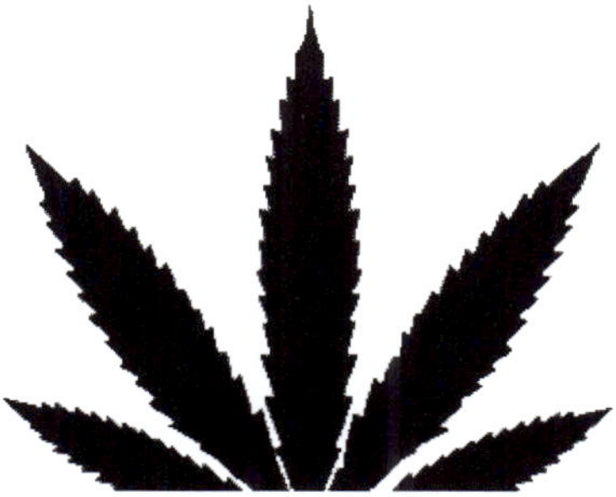

Geschichtlicher Hintergrund von Cannabis als Heil- und Nutzpflanze

Wie bereits erwähnt blickt Cannabis auf eine tiefgreifende heilkundliche Geschichte zurück. Zwar kann Hanf in fast allen warmen und gemäßigten Bereichen der Erde angebaut werden, seinen Ursprung hat die Hanfpflanze allerdings in Zentralasien. Als Nutzpflanze diente sie den Urvölkern auf vielfältige Art und Weise. So wurde beispielsweise ein über 10.000 Jahre altes Hanfseil in Taiwan entdeckt, das das womöglich älteste Beweisstück für die Verwendung von Cannabis als Nutzpflanze darstellt.

Lange Historie von Cannabis als Nutz- und Heilpflanze

Cannabis wird außerdem seit vielen Jahrhunderten zu therapeutischen Zwecken eingesetzt. Die ältesten Hinweise auf eine medizinische Anwendung von Cannabis wird auf das Jahr 2373 vor Christus zurückdatiert, als der mystische Begründer der chinesischen traditionellen Medizin, Shen-Nung, Hanf in seinen Schriften erwähnte. Die Chinesen wussten auch um den nährenden Nutzen des Hanfs als Lebensmittel. So lieferte ihnen das Cannabis proteinhaltige Hanfsamen zum Verzehr, aber auch die starken Faser der Hanfpflanze fanden Anwendung in jeglichen Lebensbereichen. Auch der chinesische Kaiser Chennong soll das Harz der Cannabispflanze als Heilmittel benutzt haben. In der chinesischen Pflanzenheilkunde wurde Hanf vordergründig zur Behandlung von

Verstopfung, gynäkologischen Beschwerden, Rheuma, Gicht sowie Malaria, Beriberi und Geistesabwesenheit eingesetzt.

Doch auch im alten Ägypten wurden körperliche Beschwerden mit Cannabis behandelt. Die ältesten noch erhaltenen Schriftstücke, das Papyrus Eber, das vor etwa 3.500 Jahren entstand, erzählt beispielsweise von dem Einsatz von Cannabis bei schmerzenden Zehennägeln. Ägyptische Mediziner verabreichten ihren Patienten Cannabis zudem bei Entzündungen im Enddarm sowie bei Unterleibsbeschwerden. Die alten Griechen und Ägypter verwendeten Hanf außerdem bereits zur Herstellung von Kleidern und Gewändern. Der bedeutendste Arzt und Anatom des Altertums, Galen, der in Rom praktizierte, lobte bereits 200 nach Christus, die angenehme Wirkweise von Cannabis-Gebäck, das „Ausgelassenheit und Vergnügen hervorruft." Von Galen sind diverse Schriftstücke bekannt, in denen er über die heilenden Kräfte von Hanfsamen zur Therapie von Ohrenschmerzen schreibt. Der Mediziner warnt auch vor einem übermäßigen Konsum von Hanf. So würden Hanfsamen beispielsweise die männlichen Spermien austrocknen, wenn man die Pflanze in hohen Mengen konsumiert.

Im hinduistischen Glauben wurde Hanf des Weiteren als Schutzpflanze gegen böse Geister verwendet und kam bei religiösen Zeremonien verstärkt zum Einsatz. In der buddhistischen Lehre heißt es, dass sich Buddha 800 vor Christus ausschließlich von Hanfsamen ernährt habe, während er sich auf dem Weg zu seiner Erleuchtung befand.

Hanf in Europa

Auch im weiteren geschichtlichen Verlauf blieb Cannabis fester Bestandteil der weltweiten Pflanzenheilkunde. Die ältesten Nachweise von Hanf-Erzeugnissen reichen über 5.500 Jahre zurück und wurden im Raum Tübingen aufgefunden. Auch der frühere Adel fand Gefallen an der facettenreichen Nutzpflanze. So kleidete sich die Merowinger-Königin Adelheit beispielsweise im Jahr 565 nach Christus in ein Hanfkleid. Das erste Hanfgesetz wurde außerdem von Kaiser Karl dem Großen im Jahr 800 nach Christus unter dem Namen „Capitulare“ in Kraft gesetzt. Anhand dieses Gesetzes zwang Kaiser Karl der Große sein Volk sogar zum Anbau von Hanf. Während der Zeit der Kreuzritter, die die Hanfpflanzen nach Europa mitbrachten, etablierte sich Cannabis als fester Bestandteil der Volksmedizin und entwickelte sich zum Ersatzstoff für Opium.

Dass Cannabis ein starkes pflanzliches Heilmittel ist, wusste auch Hildegard von Bingen im 12. Jahrhundert nach Christus. In Ihren Schriften fand man Nachweise darüber, dass sie Hanf als wirksame Medizin, die zur Stärkung der guten Säfte im Körper beitragen kann, definierte. Außerdem gibt sie auch konkrete Anweisungen, wie Cannabis je nach individuellen Bedürfnissen zuzubereiten ist. So ist es ratsam für Menschen mit einem kalten Magen, den Hanf in Wasser aufzukochen, auszuwringen und zur äußeren Anwendung in einem Tuch eingewickelt auf den Bauch zu legen.

Auch zur Papierherstellung wurde die Hanfpflanze seit dem 13. Jahrhundert intensiv genutzt. Zahlreiche bedeutende Schriften sind nur deshalb so gut erhalten, weil sie auf das unverwüstlichen Hanfpapier gedruckt wurden. In Nürnberg wurde beispielsweise im Jahr 1290 die erste deutsche Papiermühle entwickelt und auch Gutenberg druckte 1455 seine berühmte Bibel auf Hanfpapier. Unter den bedeutenden Schriften befindet sich auch die hervorragend leserliche Amerikanische Unabhängigkeitserklärung aus dem Jahr 1776. Zu Napoleons Zeit wurde Cannabis als Schmerz- und Beruhigungsmittel sowie zur Linderung von Krämpfen eingesetzt. Im Anschluss war Cannabis im 19. Jahrhundert auch ein wichtiger Teil der heimischen Hausapotheken vieler Menschen in Europa.

Die Stigmatisierung von Cannabis

Eine einschneidende Phase in der heilpflanzlichen Historie von Hanf begann in der ersten Hälfte des 20. Jahrhunderts. Genauer gesagt markiert die „Erste Internationale Opiumkonferenz“ 1911 und 1912 den Beginn der Verbannung des Cannabis aus den Apotheken dar. Zwar scheiterte der Vorschlag der italienischen Regierung, Cannabis zusammen mit Opium, Morphin und Kokain zu verbieten, jedoch wurde hiermit der Weg in die Illegalität des Cannabis bereits geebnet. Deutsche Apotheken verkauften diesen seit 1872 unter dem Namen „Indischer Hanf“. 1924 wurde dem selben Antrag auf eine strenge Kontrolle von Hanf schließlich bei der „Genfer Opiumkonferenz“ auf Antrag des Ägyptischen Delegationsleiters stattgegeben. Bis Cannabis gänzlich in Deutschland illegalisiert wurde, dauert es allerdings noch fünf Jahre. Im Jahr 1929 beschloss schließlich der deutsche Reichstag, den Besitz von Cannabis strafrechtlich zu verfolgen. Nach dem Zweiten Weltkrieg wurde auch der Besitz und Konsum von Cannabis als Medikament unter Strafe gestellt.

Im Zuge der Entstehung der Pharmakologie wurde Cannabis als Droge deklariert und deren Konsum als Missbrauch strafrechtlich verfolgt. Zu dieser Zeit wurde Cannabis deshalb ganz vom Markt genommen. Außerdem konnte die chemische Struktur und Zusammensetzung von Cannabis forschungsseitig nicht aufgeklärt werden, weshalb Cannabis seine Bedeutung verlor.

Die Entdeckung des Endocannabinoid-Systems

Zu dieser Zeit begannen Forscher, Cannabis wissenschaftlich und chemobiologisch zu untersuchen. Im Jahr 1964 gelang es ihnen, das psychoaktive Haupt-Cannabinoid Delta-9-Tetrahydrocannabinol (THC) zu isolieren. Hierbei handelt es sich um den wichtigsten Inhaltsstoff der Cannabispflanze. Dieses Ereignis führte dazu, dass noch intensivere Forschungen an der grünen Heilpflanze mit der sternartigen Blattform angestellt wurden. Eine weitere bahnbrechende Entdeckung in der Cannabisforschung machten die Wissenschaftler im Jahr 1980, als sie das menscheneigene Endocannabinoid-System (ECS) entdeckten. Es wurde darüber hinaus festgestellt, dass ECS in den Organismen eines jeden Säugetiers vorhanden ist. Diese Erkenntnis veranlasste die Forscher, noch tiefer in die Materie des Endocannabinoid-Systems einzutauchen und seine Funktionsweisen im menschlichen Gehirn zu untersuchen. 1988 deckten die Forscher schließlich spezifische Cannabinoidrezeptoren im Gehirn auf.

1990 und 1993 wurden die beiden Rezeptoren CB1 und CB2, die sich innerhalb des Endocannabinoid-Systems befinden, entdeckt. Sie gehören beide zur Klasse der G-Protein-gekoppelten Rezeptoren. Der CB1 Rezeptor beeinflusst unter anderem während der Hirnentwicklung die Vernetzung und Wanderung der Nervenzellen des zentralen Nervensystems. Dem CB2-Rezeptor hingegen wird eine bedeutende Einflussnahme auf die Regelung des Immunsystems nachgesagt.

Der Beginn einer gesellschaftspolitischen Öffnung für Cannabis-Produkte?

1992 fand man außerdem heraus, dass Anandamid und 2-Arachidonoylglycerol die beiden wichtigsten Endocannabinoide sind. Das körpereigene Anandamid kommt besonders häufig im zentralen Nervensystem vor, aber ist auch in den Immunzellen, der Milz, den Nebennieren, den sympathischen Ganglien, der Haut, im Herzen, der Lunge und im Magendarmtrakt zu finden. Anandamid dockt an den CB1-Rezeptor besonders häufig an. Die tiefgreifenden Forschungen an dem neu entdeckten Rezeptorensystem führte schließlich zu der Bestätigung, dass Cannabinoide über viele physiologische Wirkungen verfügen.

Seit 1998 ist es Ärzten in Deutschland erlaubt, den Hauptwirkstoff THC in Form von synthetisch gewonnenen Präparaten an Patienten zu verschreiben. 13 Jahre später im Jahr 2011 durften erstmals Pflanzenteile wie Marihuana beispielsweise zur Herstellung von medizinischem Cannabis verwendet werden. Ein weiterer Vorsprung in Sachen Cannabismedizin ereignete sich am 10. März 2017, als es Patienten in Deutschland gestattet wurde, medizinische Cannabis auf Rezept in Apotheken zu erhalten. Sogar die Krankenkassen übernehmen hierfür seitdem die anfallenden Kosten.

Der Status quo der Forschung: Was sagt die Forschung?

Im Zuge der weltweiten Legalisierungsprozesse hat auch die Cannabisforschung einen regelrechten Durchbruch erlebt. Zahlreiche Forschungs- und Studienprojekte laufen seither in vielen westlichen Ländern. Besonders der Wirkstoff CBD, der aufgrund seiner fehlenden psychoaktiven Wirkung für Mediziner und Forscher besonders interessant ist, wird seither im Hinblick auf sein Behandlungspotenzial für verschiedenste Krankheitsbilder intensiv untersucht.

Besonders in den USA werden vielseitige Forschungen realisiert. So untersuchte der Forscher David Geffen an der School of Medicine in Los Angeles CBD als medizinisches Heilmittel bei Epilepsiepatienten. An seiner Studie nahmen Kinder mit infatilen Spasmen und dem Lennox-Gastaut-Syndrom teil. Das Ergebnis: 85 Prozent der Eltern berichteten von einer geringeren Anfallshäufigkeit und 14 Prozent der Epilepsie-Patienten wurden mit Hilfe von CBD vollständig von ihren Anfällen befreit. Ein ähnliches Ergebnis liefert auch eine Studie aus dem selben Jahr, die vom Comprehensive Epilepsy Center in New York initiiert wurde. Auch hier konnte mit der Hilfe von CBD die Anfallshäufigkeit der Epileptiker reduziert werden.

Therapiemöglichkeiten für Körper und Geist

Wissenschaftler an der University of Milan in Italien erklärten, dass ihre Untersuchungen darauf hinweisen würden, dass CBD aufgrund seiner antipsychotischen Wirkung Patienten mit Angststörungen helfen könne. Auch die Forscher an der University of Sao Paolo in Brasilien bestätigten den antidepressiven Effekt von CBD und erklärten sich diesen aufgrund seiner Wirkung auf den Serotoninspiegel im zentralen Nervensystem. Eine weitere außergewöhnliche Entdeckung wurde bei einer Untersuchung an der University of Wollongong in Australien gemacht. Die Forscher gaben im Januar 2019 bekannt, dass während THC bei chronischem Cannabiskonsum primär für eine beeinträchtigte Wahrnehmung und erhöhte psychotische Symptome verantwortlich ist, wirkt CBD aufgrund seiner antipsychotischen Eigenschaften diesen Effekten entgegen. Deshalb kann CBD dazu beitragen, diese schädlichen Auswirkungen von THC auf den menschlichen Körper zu lindern. Allerdings verstärkt die Inhalation einer niedrigen Dosis CBD die psychedelischen Wirkungen des THC. Deshalb ist eine hohe Dosis (400g) CBD von Nöten, um die berauschende Wirkung des THC zu dämpfen. Erstaunlich ist auch das Fazit der australischen Forscher, die CBD als geeignetes Mittel im Hinblick auf seiner neutralisierenden und lindernden Wirkung bei einer Cannabisabhängigkeit sehen.

Einsatz in der Behandlung von Schmerzen

Eine schmerz- und entzündungshemmende Wirkung von CBD bestätigten Forscher der Dahlhouse University in Kanada und empfahlen CBD daher als hervorragendes Mittel zur Behandlung von Hornhautentzündungen. Auch Entzündungen des Darmes konnten mit CBD erfolgreich behandelt werden, wie britische Forscher im Rahmen einer klinischen Studie feststellten. Dies bestätigen auch die Resultate einer Studie der Korea University College of Medicine in Seoul. Der Studie zufolge kann CBD den Tod von Krebszellen im Dickdarm verursachen.

Die Ergebnisse einer Untersuchung von Forscher der Universität Colorado in Denver, die im Januar 2019 vorgestellt wurden, bescheinigt CBD eine Verbesserung der Ängste und des Schlafes von Patienten mit psychischen Erkrankungen. Der Studie zufolge seien die Angstwerte von 79 Prozent der Teilnehmenden innerhalb des ersten Monats gesunken. Auch die Schlafwerte verbesserten sich bei 66 Prozent der Befragten nach der Behandlung mit CBD.

Politische Entwicklungen & Reaktionen

So tief verwurzelt Cannabis als Heilmittel in unserer pflanzenmedizinischen Historie auch ist, so langatmig gestaltet sich auch Reintegration als gewinnbringendes Naturerzeugnis in unsere Gesellschaft seit dem Verbot von Cannabis und seiner Stigmatisierung als Droge im 20. Jahrhundert.

Kalifornien macht den ersten Schritt

Der US-Bundesstaat Kalifornien machte im Jahr 1996 den ersten Schritt und legalisierte medizinisches Cannabis. Im Zuge des Compassionate Use Act, der im selben Jahr dem Bundesstaatenrecht hinzugefügt wurde, durften Patienten mit Krebs, Magersucht, AIDS, Spasmen, grünem Star, Arthritis, Migräne und anderen chronischen Erkrankungen Marihuana anbauen und Cannabis auf ärztlichen Rat hin für medizinische Zwecke verwenden. Mittlerweile ist es in insgesamt 13 US-Bundesstaaten erlaubt, medizinisches Cannabis zu konsumieren und der Besitz wurde entkriminalisiert. Elf weitere Bundesstaaten erlauben den Konsum von medizinischem Cannabis unter Auflagen. In den restlichen US-Bundesstaaten wird der Besitz und Konsum von Cannabis weiterhin strafrechtlich verfolgt.

Weltweite Cannabis-Bewegung?

Ebenfalls legalisiert wurde der Konsum von Cannabis aus medizinischen Gründen in Mexiko, Chile und Kolumbien. Straffrei mitgeführt werden dürfen die Konsumenten bis zu 28 Gramm pro

Person. Doch auch in anderen Ländern schreitet die Legalisierung von Cannabisprodukten voran. In Uruguay beispielsweise sind der Konsum, Anbau und Besitz von THC-Hanf gänzlich erlaubt. Allerdings dürfen die Nutzer lediglich maximal sechs Pflanzen zu privaten Zwecken anbauen. In 2016 gab auch die Australische Regierung den Konsum von Cannabis für medizinische Zwecke vorbehaltlich der jeweiligen Rechte in den Bundesstaaten frei.

Einzelne europäische Staaten öffnen sich

Das erste Land weltweit, das die Legalisierung von medizinischem Cannabis erlaubte, waren die Niederlande im Jahr 2001. Mittlerweile ist Cannabis als medizinisches Produkt in Deutschland, Belgien, Spanien, Italien, Tschechien, England, Nordirland, der Schweiz, Österreich und Kroatien verfügbar. In Luxemburg und den Niederladen dürfen Konsumenten ohne medizinischen Anlass Cannabis in begrenzten Mengen anbauen und besitzen. Portugal fährt als einziges europäisches Land eine vollkommen entkriminalisierte Drogenpolitik und verfolgt den Besitz und Konsum von Drogen nicht.

Kanada als jüngstes Beispiel der Cannabis-Legalisierung

Kanada gilt als weiteres Vorreiterland in Sachen Cannabislegalisierung. Im Jahr 2018 erlaubte der Senat, den Cannabiskonsum, -anbau und -besitz für Personen ab 19 Jahren zu legalisieren. Seither ist das Mitführen von bis zu 30 Gramm Marihuana pro Person über 18 Jahren erlaubt. Der Konsum von medizinischem Cannabis wurde bereits im Jahr 2001 gestattet.

Cannabis-kritische Staaten

Sowohl für Cannabis-Patienten als auch Genuss-Konsumenten gelten einige Länder als riskant. Hierzu zählen vor allem die Länder des Nahen und Mittleren Ostens, große Teile Zentral- und Südostasiens wie Indonesien und China sowie einige südamerikanische Staaten wie Kuba. Solltest Du auf die Behandlung mit medizinischem Cannabis angewiesen sein und in eines der strikteren Länder reisen wollen, dann solltest Du vor Antritt Deiner Reise das Auswärtige Amt kontaktieren.

Die Einflussnahme der Weltgesundheitsorganisation

Einen weiteren Anstoß liefert eine Untersuchung der Weltgesundheitsorganisation (WHO) sowie ein offener Brief ihres Generalsekretärs António Guterres, der dazu auffordert, dass die Mitgliedstaaten der WHO Cannabis einer Neuklassifizierung unterziehen sollten. Demnach fordert die WHO, Cannabisblüten und Haschisch von der Liste der gefährlichsten Drogen zu nehmen. CBD-Produkte mit einem THC-Gehalt von nicht mehr als 0,2 Prozent sollen sogar gänzlich aus der Liste entfernt werden. THC-haltige Präparaten soll der

Weg zur medizinischen Anwendung weltweit erleichtert werden.

Diesen Kurs fährt die BRD

Die Bundesrepublik möchte sich von seiner Abhängigkeit von Cannabisimporten aus Kanada oder den Niederlanden befreien und hat deshalb Anträge für Lieferverträge von rund 80 möglichen Cannabisproduzenten angenommen. Das Bundesinstitut für Arzneimittel und Medizinprodukte (BfArM) gab im Januar 2019 bekannt, Cannabisproduzenten auswählen zu wollen, die für vier Jahre ein Gesamtvolumen von 10.400 Kilogramm Cannabis erzeugen sollen. Im Hinblick auf den Besitz und Konsum von CBD-Produkten bewegen sich Konsumenten im rechtlichen Rahmen, wenn der THC-Gehalt in CBD-Öl und Co. nicht über 0,2 Prozent steigt. Um eine rechtliche Grauzone handelt es sich beim Kauf einer CBD-Blüte, die unverarbeitet verkauft werden.

CBD und die EU: Neue Richtlinien, alte Kamellen?

Was die Einordnung von CBD als legales Produkt angeht, bildet die sogenannte EU-Verordnung zu neuartigen Lebensmitteln („Novel Food“ Verordnung) die Grundlage. Diese trat in Deutschland im Januar 2018 in Kraft und bezieht sich – wie der Name bereits andeutet – auf Lebensmittel und Nahrungsergänzungsmittel, die erstmals bzw. neuartig nach dem 15. Mai 1997 in der Europäischen Union verzehrt und verbraucht wurden. Hanfblüten waren zu diesem Zeitpunkt bereits bekannt und werden daher nicht unter der „Novel Food“ eingeordnet. Diese Einordnung hat zur Folge, dass Lebensmittel aus Cannabis keine neuartigen Produkte sind, wenn sie von Natur aus CBD beinhalten. Das betrifft allerdings nicht künstlich gewonnenes CBD, das nachträglich zu einem Produkt wie Lebensmittel, Nahrungsergänzungsmittel oder Kosmetika hinzugefügt wurde. Wird das CBD also extrahiert und einem Artikel hinzugefügt, wird es als „Novel Food“ erfasst.

Wird ein CBD-Extrakt durch nicht herkömmliche Methoden gewonnen, fällt er unter die besagte Verordnung. Extraktionslösungsmittel, die gemäß Europäischen Recht zur Gewinnung von CBD oder anderen Lebensmitteln verwendet werden dürfen, sind Propan, Butan, Ethylacetat, Ethanol, Kohlendioxid, Aceton und Distickstoffmonoxid. Des Weiteren gibt es noch eine Liste an Lösungsmitteln, bei denen strikte Verwendungsbedingungen mit exakten Rückstandshöchstwerten wie für Hexan oder Methanol festgelegt wurden.

CBD-Blüten: Eine rechtliche Grauzone

Was den Anbau, Verkauf und Konsum von CBD-haltigen Blüten betrifft, bewegen sich die Produzenten und Konsumenten aktuell noch in einer Grauzone. Zwar fallen die CBD-Blüten nicht unter die „Novel Food“ Verordnung, dafür aber innerhalb des deutschen Rechts unter das Betäubungsmittelgesetz (BtMG). Dieses Gesetz sieht vor, dass Hanf ausschließlich zu gewerblichen oder wissenschaftlichen Zwecken verwendet werden darf, sofern kein Missbrauch des Produktes vorliegt. Ein Missbrauch kann gemäß des BtMG sogar mit einer enorm großen Menge an CBD-Blüten erfolgen, aus der eine gewisse Konzentration an THC extrahiert werden kann. In manchen Fällen wird die Abgabe, der private Kauf und Besitz strafrechtlich verfolgt – besonders häufig in Bayern. Hier musste beispielsweise ein Headshop in Passau seine gesamten CBD-Produkte abgeben und auch die privaten Kunden der ersten deutschen Selbstpflück-Plantage im bayerischen Franken wurden von der Bundesopiumstelle enttäuscht. Der Grund: Die Selbstpflück-Plantage Frankenhanf darf ab sofort seine CBD-Ware lediglich an gewerbliche Kunden verkaufen.

Herstellung & Rohstoffgewinnung

Aus der Cannabispflanze können nicht nur heilsame Pflanzenmedizin hergestellt werden. Hanf ist ein vielfältiger Rohstofflieferant und damit auch eine schnell nachwachsende und damit nachhaltige Pflanze, aus dessen Fasern und Samen eine bunte Palette an Konsumgütern hergestellt werden kann. So ist es beispielsweise möglich, aus Hanfgarn Stoffe zu produzieren und Kleidung herzustellen. Diese Hanfkleidung hat heutzutage wenig mit Hippie-Chic zu tun, sondern erfreut sich aktuell in der Fair- und Slow-Fashion großer Beliebtheit.

Extraktionsverfahren: Wie wird CBD aus der Hanfpflanze gewonnen?

Das kommt ganz auf die Form des CBDs an, die man aus dem Hanf produzieren möchte. Zur Gewinnung von CBD kann man verschiedene Extraktionsverfahren anwenden. Dazu zählen die Extraktion mittels Erhitzung, überkritischem Kohlenstoffdioxid, Butan, Hexan, Isopropylalkohol oder Äthanol.

Zunächst ist es wichtig, einen Unterschied zwischen den Cannabinoiden in Cannabis als Rohstoff und seinen konsumfertigen Formen wie THC und CBD zu machen. In der Cannabispflanze kommen CBD und THC in der Form von THCa und CBDa vor. Dabei handelt es sich sozusagen um die Vorgängerform des THCs und CBDs. Erst, wenn man diese beiden Stoffe durch Verdampfen oder Rauchen erhitzt, nehmen sie die Gestalt von THC und CBD an. Den Prozess der Veränderung durch Erhitzung, bei dem das Kohlendioxid-Element in

THCa und CBDa gespalten wird, nennt man Decarboxylierung. Die Ursprungsformen THCa und CBDa gelten laut bisherigem Forschungsstand als inaktiv, das heißt sie entfachen in diesem Zustand in keinster Art und Weise ihre Wirkung auf den menschlichen Organismus.

Für die Herstellung von CBD-Öl muss das Cannabinoid aus den Cannabisblüten extrahiert werden. Im Folgenden werden drei Möglichkeiten der Extraktion des Wirkstoffes zur CBD-Öl-Gewinnung vorgestellt.

Extraktion mittels Erhitzung

In Sachen Erhitzung gilt: je höher die Temperatur, desto schneller geht die Decarboxylierung. Das kann aber schnell zu Lasten der wichtigen Terpene im Cannabis verlaufen. Schließlich sorgen sie für das Aroma und den einzigartigen, harzigen Geschmack des CBDs. Beim Erhitzungsprozess empfiehlt sich also eine Art zweistufige Erhitzung, bei der zunächst die Feuchte aus der Pflanze genommen wird und in der zweiten Phase schließlich die gänzliche Umwandlung des Pflanzenmaterials in CBD erfolgt, ohne wichtig Elemente zu zerstören.

Extraktion mittels überkritischem Kohlenstoffdioxid

Bei der Extraktion mittels überkritischem Kohlenstoffdioxid, die größtenteils in der industriellen Herstellung von CBD-Öl verwendet wird, erfolgt die Umwandlung des CBDa zunächst in einem ersten Schritt über die Zerkleinerung und Decarboxylierung der Pflanzen anhand einer Erhitzung auf 100 bis 150 Grad. Dann kommt gekühltes, flüssiges Kohlenstoffdioxid, das anhand einer Pumpe komprimiert wurde in den Extraktor zu den Pflanzenmaterialien. Schließlich sorgt der Separator für die Extraktion der Inhaltsstoffe voneinander, in dem er mit Druck und einer erhöhten Temperatur die Trennung durchführt. Der Vorteil: Im Gegensatz zu dem

Erhitzungsverfahren bleiben bei der Extraktion mittels

überkritischem Kohlenstoffdioxid die wichtigen Terpentene erhalten. Außerdem ist Kohlendioxid ein kostengünstiger Stoff, der auch in der Natur vorkommt und somit keine Rückstände hinterlässt, da er sich nach dem Prozess wieder in Gas umwandelt und auflöst.

Extraktion mittels Alkohol

Die Extraktion mit Hilfe von Alkohol zählt wohl zu den gängigsten Methoden, eigenes CBD für den Hausgebrauch herzustellen. Dazu müssten zunächst die Blüten und Blätter der Pflanze der CBD-haltigen Cannabispflanze getrocknet werden. Wichtig hierbei ist die Tatsache, dass es sich um eine hohe Konzentration des CBDs handelt, die sich vornehmlich in den Blüten und den oberen Blättern der Pflanze befindet. Sobald die Pflanzenteile getrocknet sind, müssen sie beispielsweise in einer Mühle zerkleinert werden.

Danach werden die klein gehackten Pflanzenteile in einen Topf gegeben und mit unvergälltem, 95 prozentigem Lebensmittelalkohol übergossen. Diese Masse lässt man im Anschluss einige Minuten ziehen. Dieser Prozess wird dann noch einmal in einem anderen Gefäß wiederholt: Das Gemisch wird also in einen anderen Topf gegossen und wieder mit neuem Lebensmittelalkohol übergossen. Ebenfalls wieder drei bis vier Minuten ziehen lassen. Schließlich wird der Topf erhitzt und der Alkohol verdampft. Deshalb wird eine Temperatur von über 100 Grad benötigt. Nach diesem Prozess bleibt das reine CBD-Öl im Topf zurück.

Anwendungsgebiete

Aufgrund der Tatsache, dass der Wirkstoff CBD erst vor einigen Jahrzehnten entdeckt und isoliert werden konnte, ist das Forschungsgebiet noch relativ jung. Allerdings wurde bereits ein breites Spektrum an Anwendungsfeldern identifiziert, in denen CBD zur Unterstützung der Heilung beitragen kann. Hierbei handelt es sich sowohl um schwerwiegende, chronische Erkrankungen des Körpers und des Geistes. CBD kann aber auch bei leichten physischen und mentalen Beeinträchtigungen dazu beitragen, eben jene in den Griff zu bekommen.

Ein wichtiger Faktor, der als Auslöser für viele Erkrankungen des menschlichen Körpers gilt, sind Entzündungsprozesse. Sie können sich beispielsweise negativ auf den Darm oder die Leber auswirken und schwerwiegende Krankheitsbilder hervorrufen. CBD verfügt über eine immense antiseptische Eigenschaft, die zu einer Linderung jener Entzündungen beitragen kann. Deshalb wird CBD beispielsweise bei Patienten, die an Übelkeit und Erbrechen leiden, sowie bei chronischen Schmerzen jeglicher Art angewandt. Aber auch oberflächliche Entzündungsprozesse der Haut wie Akne oder Neurodermitis können mit Hilfe der Einnahme von CBD behandelt werden.

Darüber hinaus sagt man CBD eine positive Eigenschaft nach, die das Wachstum von Nervengewebe fördern kann. Das heißt, dass CBD das Nervengewebe schützen und gleichzeitig das Absterben von existierenden Zellen verhindern kann. Dies kann besonders hilfreich für von Epilepsie betroffene Menschen sein. Aber auch Patienten, die vom Tourette-Syndrom betroffen sind, können eine Linderung ihrer Symptome verspüren.

CBD bei Schmerzen

Hilfreich kann CBD außerdem bei Menschen, die unter chronischen oder regelmäßigen Schmerzen leiden, sein. Hinter der schmerzlindernden Wirkung des Cannabidiols steckt die Tatsache, dass CBD den Vanilloid-Rezeptor Typ1 (Capsaicin-Rezeptor) stimuliert, der dafür verantwortlich ist, wie wir Schmerzen wahrnehmen oder geschmackliche Schärfe empfinden. Das Schmerzempfinden eines jeden Menschen ist sehr individuell und deshalb variieren auch die Einsatzmöglichkeiten von CBD in der Schmerztherapie. Manchen Frauen empfinden eine schmerzlindernde Wirkung bei Menstruationsbeschwerden wie Unterleibsschmerzen oder dem prämenstruellen

Syndrom. Leichte bis mittlere Kopfschmerzen und sogar Migräne können von der schmerzlindernden Wirkung des CBDs ebenso verschwinden.

CBD für Magen und Darm

Eine positive Wirkung kann CBD auch auf den empfindlichen Magen-Darm-Trakt erzielen. Patienten mit einer chronisch entzündeten Magenschleimwand berichten beispielsweise von einer Besserung ihrer Symptome durch den Einsatz von CBD-Öl. Ebenso effektiv kann CBD bei Übelkeit und Erbrechen wirken. Viele Cannabis-Konsumenten wissen um die appetitsteigernde Wirkung von THC, doch auch CBD hat dieses für viele untergewichtige Menschen wichtige Merkmal. Deshalb kann CBD auch bei der Therapie von Bulimie- und Anorexie-Patienten ein unterstützendes Pflanzenmedikament sein, um zu einer Gewichtszunahme zu verhelfen.

Linderung psychischer Krankheitsbilder

Für das Feld psychischer Belastungen scheint CBD ein wahres Allheilmittel zu sein. Schließlich berichten CBD-Nutzer mit Schlafstörungen und Einschlafproblemen von einer Besserung ihrer Probleme bei einer langfristigen Anwendung von Cannabidiol. Eine negative Eigenschaft beim langzeitigen oder intensiven Konsum von THC-haltigem Cannabis können psychotische Verstimmungen oder gar Psychosen sein. Als Antagonist des THCs kann auch hier CBD Heilung verschaffen und Patienten mit Psychosen zu einer Genesung verhelfen. Ebenso effektiv kann CBD bei der Verarbeitung von posttraumatischen Belastungen helfen und dabei unterstützen, Angststörungen und Panikattacken in den Griff zu bekommen.

Unterstützung bei neurobiologischen Erkrankungen

Wie bereits beschrieben, wurde CBD bereits erfolgreich in der Behandlung von verschiedensten Epilepsie-Formen eingesetzt. Doch auch andere neurologische Störungen können mit CBD geheilt oder zumindest gelindert werden. So kann CBD unterstützend in der Therapie von Multipler Sklerose eingesetzt werden. Aktuell werden außerdem Forschungen zu den positiven Auswirkungen von CBD bei Krebs, Demenz und Alzheimer angestellt, die weitere heilende Erfahrungen versprechen.

Die Anwendung von CBD bei Tieren

Nicht nur wir Menschen verfügen über ein körpereigenes Endocannabinoid-System. Auch alle anderen Säugetiere, Fische und Weichtiere haben ein solches System und können damit von den einzigartigen Wirkweisen von CBD als Heilmittel profitieren. Auch Tiere leiden an den bereits genannten Erkrankungen wie Epilepsie, ängstlichen Verstimmungen, Schmerzen oder Verdauungsstörungen, bei denen CBD angewendet werden kann. Am besten hierfür eignet sich die Verabreichung des CBDs in Form von Öl. Aber auch Hanfsamenöl, das mit CBD angereichert wurde, verspricht einen positiven Effekt bei psychischen und körperlichen Beeinträchtigungen von Tieren. Der Grund: in dem Hanfsamenöl befinden sich noch weitere Vitamine und Mineralstoffe wie Vitamin E und B, die das betroffene Tier bei seiner Genesung unterstützen. Genau wie beim Menschen erzielt das CBD keine psychoaktive Wirkung bei den Tieren.

Besonders bei Hunden, Katzen und Pferden konnten Linderungen der jeweiligen Symptome des Tieres mit Hilfe einer Behandlung von CBD verzeichnet werden. Allerdings handelt es sich wie bei der Anwendung des CBDs beim Menschen um eine individuelle Abstimmung auf den einzelnen Organismus. Das bedeutet, dass die Verträglichkeit und die Anwendung von CBD an einem Haustier zwingend mit einem Tierarzt abgesprochen werden sollte. Die Dosierung des CBD-Öls ist abhängig von dem Körpergewicht des

Tieres. Auch hier empfiehlt sich eine stufenweise Steigerung der Konzentration und der Menge. Wenn Du CBD bei Deinem Haustier anwendest, ist es essenziell, dass Du es zu Beginn genau beobachtest. Entdeckst Du bestimmte Verhaltensauffälligkeiten nach der Anwendung des CBD-Produktes innerhalb der ersten Tage? Verändert sich die Stimmung und das Aktivitätslevel? Eine optimale Auswertung der CBD-Effekte erzielst Du, wenn Du Tagebuch über die Auffälligkeiten und Veränderungen der Therapie mit Cannabidiol führst. So erzielst Du den besten Vergleich zu der Entwicklung Deines Haustiers und kannst die Ergebnisse mit dem jeweiligen Tierarzt besprechen.

CBD-Produkte, Konsumformen & Dosierung

Die Produktpalette, die aus CBD gewonnen wird, ist so bunt gefächert wie auch unterschiedlich. Schließlich hat jeder seinen eigenen Geschmack und Genuss: Nicht jeder möchte CBD in Form einer E-Zigarette konsumieren. Dagegen weigern sich andere wiederum, CBD in Tropfenform als Öl oral einzunehmen, da sie den harzigen Geschmack des Cannabidiols nicht mögen. Außerdem gibt es eine breite Auswahl an verschiedenen Konzentrationsdosen des CBD im jeweiligen Produkt. Aber der Reihe nach.

CBD-Öl

Wie CBD-Öl gewonnen werden kann, hast Du bereits erfahren. Wenn Du CBD-Öl noch nie probiert hast, kannst Du Dir einen harzigen Geschmack vorstellen, der etwas bitter nachwirkt. Nicht jedermanns Sache, jedoch erfährst Du mit der oralen Einnahme nicht nur eine schnelle Wirkung, sondern kannst das CBD zudem auch schnell konsumieren. Der Preis ist wie bei allen anderen CBD-Produkten an die Konzentration des CBDs gekoppelt. Schließlich erhältst Du von 2,5 prozentigem bis 20 prozentigem CBD eine große Auswahl an potentem Cannabidiol. Empfehlenswert ist es, nicht gleich mit der Höchstdosis einzusteigen, sondern sich als Einsteiger langsam an die Substanz heranzutasten.

CBD-Kapseln

Eine weitere bequeme Einnahme versprechen CBD-Kapseln. Wenn Du CBD in Kapselform konsumierst, hast Du den Vorteil, dass Du die Dosis immer genau kennst. Außerdem lässt sich die Kapseldose überallhin komfortabel mitnehmen. Im Gegensatz zum CBD-Öl schmecken die CBD-Kapseln weniger intensiv nach dem harzigen Geschmack des Cannabidiols und lassen sich aufgrund ihrer glatten Oberfläche schnell herunterschlucken. Die meisten Kapseln auf dem Markt beinhalten noch weitere legale Cannabinoide wie beispielsweise CBC, CBG oder CBN sowie Terpene.

CBD-Liquids

Darüber hinaus kann CBD als Liquid eingenommen werden. Diese sind in der Regel auch in verschiedenen Geschmacksrichtungen erhältlich. Die CBD-Liquids werden – wie der Name schon sagt – in flüssiger Form verkauft, um sie in einer E-Zigarette zu verdampfen. Der Vorteil einer E-Zigarette: Dadurch, dass das Liquid innerhalb der elektronischen Zigarette verdampft und nicht verbrannt wird, spart man sich im Gegensatz zur Aufnahme des CBDs in einer herkömmlichen Zigarette die krebserregenden Verbrennungsgase. Der Dampf innerhalb der E-Zigarette entsteht, indem das CBD-Liquid im Liquid-Tank von einer Heizspirale erhitzt wird und anhand eines integrierten Verdampfers in Wasser- oder CBD-Liquid-Dampf verwandelt wird. Mittels des Mundstücks kann der Konsument das Liquid inhalieren. CBD ist im Liquid zudem nicht der einzige Wirkstoff. Damit das CBD-Liquid besser verdampfen kann, wird Propylenglykol und pflanzliches Glyzerin hinzugefügt. Für ein optimales Geschmackserlebnis werden zusätzlich die cannabiseigenen Terpentene beigemischt.

CBD-Blüten & CBD-Pollen

Ein weiteres CBD-Produkt sind Blüten oder Pollen. Hierbei handelt es sich um die natürlichste Konsumform, die Du wählen kannst, da das CBD hier unverarbeitet in seiner herkömmlichen Beschaffung geraucht oder verdampft werden kann. Beim Inhalieren mit Hilfe eines Vaporizers hast Du den Vorteil, dass ein großer Teil der Inhaltsstoffe vom Körper bestmöglich aufgenommen wird. Bis zu einem Drittel der Cannabinoide können mittels der Inhalation ins Blut aufgenommen werden. Das Verdampfen hat außerdem gegenüber dem Rauchen den Vorteil, dass es nicht gesundheitsschädlich ist. Selbstverständlich ist es auch wie beim herkömmlichen Kiffen möglich, die CBD-Blüten in einen Joint mit oder ohne Tabak zu rollen und es zu rauchen. Bei der Verbrennung des Joints entstehen allerdings schädliche Chemikalien, die krebserregend sein können. Beim Verkauf und Erwerb von CBD-Blüten handelt es sich allerdings um eine rechtliche Grauzone. Die Hintergründe hierzu liest Du im folgenden Kapitel.

CBD-Kristalle

CBD-Kristalle beispielsweise sind die reinste Form des Cannabidiols, weil sie von Natur aus die höchste Konzentration an CBD enthalten. CBD-Öl, die aktuell verbreitetste Produktart, wird aus freiem Hanfsamenöl hergestellt und der Wirkstoff CBD wird erst später dem Öl beigemischt. Der Vorteil von CBD-Kristallen ist, dass man sich keine Sorgen um einen erhöhten THC-Gehalt über 0,2 Prozent machen muss, denn CBD-Kristalle bestehen zu 98 Prozent aus Cannabidiol. Die restlichen Inhaltsstoffe sind weitere Cannabinoide sowie Terpene.

Die CBD-Kristalle weisen das wohl größte Spektrum an Anwendungsformen auf. Denn die Kristalle sind sowohl oral, durch Verdampfen, Rauchen oder in Lebensmittel eingearbeitet konsumierbar. Einen weiteren Vorteil empfinden Allergiker, die Terpene wie Limonen nicht vertragen. Da diese in den Kristallen nur in äußerst geringer Konzentration vorkommen, sind sie deshalb hervorragend für Menschen mit Terpen-Unverträglichkeiten geeignet.

Weitere CBD-Produkte

Die Liste der Artikel, die aus Cannabidiol gewonnen werden können, ist mit Sicherheit noch lange nicht vollständig. Angesichts der positiven Entwicklungen auf dem Cannabismarkt und seinem enormen Marktpotenzial stehen in Zukunft bestimmt noch weitere Produkte aus CBD in den Startlöchern, die auf verschiedenste Art und Weise angewandt werden können.

Aktuell sind beispielsweise Salben und Tinkturen aus CBD erhältlich, die zur äußeren Behandlung der Haut verwendet werden können. Leidet man an trockener oder entzündeter oder gar rissiger Haut, an Gelenk- und Muskelschmerzen oder anderen Verletzungen, kann eine CBD-Creme Abhilfe schaffen. Deshalb erfreut sich CBD auch im Sportlerbereich äußerster Beliebtheit. Schließlich kann CBD unterstützend bei der Muskelregeneration wirken. Auch Kaugummis mit dem Wirkstoff CBD sind bereits auf dem Markt, der wie CBD-Öl über die Schleimhäute und Kapillaren im Mund vom menschlichen Körper sehr gut aufgenommen werden kann. Auch Lutschtabletten sind ein beliebtes CBD-Produkt, da sie im Gegensatz zu dem recht auffälligen Öl oder Liquid diskret konsumiert werden können, ohne große Rückfragen zu dem Produkt hervorzurufen. Eine noch unauffälligere Form des CBD-Konsums sind Lebensmittel wie Cookies, Muffins und Co., die bereits seit vielen Jahren zum Konsum von THC dienten. Ohne die psychoaktive Wirkung können auch die oben genannten wie Kristalle zum Backen und Kochen verwendet werden und schaffen so ein geschmackvolles Alternativprodukt zu herkömmlichen CBD-Formen.

So geht sicherer Konsum

Unabhängig davon, in welcher Form Du CBD konsumierst, solltest Du vor jeder Anwendung darauf achten, dass du 15 bis 30 Minuten keine Nahrung oder Flüssigkeit zu Dir nimmst. So kann das CBD in Deinem Körper seine optimale Wirkung entfachen und wird nicht von Verdauungsprozessen blockiert. Außerdem ist es empfehlenswert, vor der Einnahme von Kapseln oder CBD-Backwaren keine zu fettigen Speisen zu sich zu nehmen, da das Fett in Käse und Co. die Magenwand verschließt. So kann das CBD nicht von den Schleimhäuten aufgenommen werden.

Einnahme in Form von Öl

Wenn Du Dir das Cannabidiol-Öl in den Mund tropfst (empfehlenswert sind hier zu Beginn zwei bis drei Tropfen am Tag), solltest Du möglichst nicht mit Wasser nachspülen. Das gilt für die darauffolgenden 15 Minuten nach der Einnahme des Öls. Am besten ist es, wenn Du das CBD-Öl drei Mal am Tag mit je einem Tropfen auf die untere Seite Deiner Zunge herunterschluckst. Wenn Du den bitteren Geschmack anders nicht aushältst, kannst Du natürlich mit stillem Wasser nachspülen. Der optimale Effekt entsteht jedoch ohne Flüssigkeitseinnahme.

Einnahme als Liquid

Bei der Einnahme als Liquid in der E-Zigarette oder Vaporizer solltest Du darauf achten, dass die Temperatur zum Verdampfen richtig eingestellt ist. Eine schonende Verdampfung erfolgt bei Temperaturen von 160 bis 200 Grad Celsius. Sollte die Temperatur auf über 230 Grad steigen, beginnt der Verbrennungsprozess des CBDs. Von einer Anwendung des CBDs als Öl in einer E-Zigarette oder einem Vaporizer solltest Du allerdings dringend absehen, da es viel zu schnell verbrennt und sich damit der Großteil der Wirkstoffe schnell verflüchtigt.

Einnahme als Kapsel

Bei der Einnahme von Kapseln gilt es zu beachten, dass die Wirkung des CBDs zeitversetzt erfolgt. Das bedeutet, dass zunächst mit ein bis drei Kapseln am Tag begonnen werden kann. Eine Überdosis anhand der Kapsel-Einnahme zu erreichen, ist beinahe unmöglich. Allerdings sollte sich sachte an eine erhöhte Dosis herangetastet werden.

Einnahme als Blüte

Bei der Einnahme als Blüte musst Du das CBD zunächst in einer sogenannten Mühle oder mit Hilfe eines Mörsers zerkleinern, sodass es aus kleinen, tabakähnlichen Teilchen besteht. Im Anschluss gibst Du die CBD-Blüten in Zigaretten-Papier (je nach Wunsch in ein langes oder kurzes und mit oder ohne Tabak) und rollst es zu einem Joint. Hinsichtlich der Dosierung gilt auch hier, dass Du Dich bei der Dosierung erst anhand einer herkömmlichen, selbstgerollten Zigarette herantasten solltest.

Unabhängig von Deiner gewählten Konsumform des CBD-Produktes gilt: Solltest Du eine oder mehrere der im letzten Kapitel genannten Nebenwirkungen verspüren, dann reduziere die Dosis umgehend.

Darauf musst Du beim Kauf achten

Bestimmt hast Du Dir dieses Buch unter anderem aufgrund Deiner Intention gekauft, Dir ein CBD-Produkt zulegen zu wollen oder vielleicht hast Du bereits Erfahrung mit Cannabidiol gemacht, die womöglich nicht sonderlich positiv ausgefallen ist. Denn beim Kauf solltest Du nicht blindlings diverse Hanfprodukte in Deine virtuelle oder stationäre Einkaufstasche packen. Es gibt einige wichtige Faktoren, die Du vor dem finalen Kauf Deines CBD-Produktes beachten solltest, damit

Du gesundheitlich und geschmacklich vollkommen auf Deine Kosten kommst.

Der Blick auf die Rückseite

Wenn Du also in einem Online-Shop oder einem physischen Store stöberst, der CBD im Angebot hat, ist ein Blick auf den Beipackzettel sowie auf die Etikettierung unabdingbar. So kannst Du bereits einen Einblick bekommen, auf welchem Niveau das CBD qualitativ einzuordnen ist. Bestenfalls erhältst Du aber eine ausführliche Beratung von einem geschulten Mitarbeiter des Geschäftes oder kannst Dich im Falle eines Online-Shops anhand von hauseigenen Blogartikeln informieren, welche Produkte vertrieben werden.

Zusatzstoffe? Nein, danke!

Hinsichtlich der Qualität eines CBD-Erzeugnisses ist es wichtig, dass das CBD keine gesundheitsschädlichen Stoffe enthält wie künstliche oder gar genmanipulierte Zusatzstoffe. Auch scheinbar harmlose Substanzen wie Maissirup oder Verdünnungsmittel haben in CBD-Artikeln nichts zu suchen. Konservierungsstoffe und Transfette sind darüber hinaus auch zu meiden. Wenn das Zutatenregister eine lange Liste an Zutaten aufweist, die Dir unbekannt sind, dann recherchiere jeden einzelnen Inhaltsstoff und prüfe ihn auf die oben genannten Qualitätshinweise. Eine Pauschalanleitung hierfür gibt es leider nicht, da der CBD-Markt und seine Produkte ein enorm breites Spektrum an Zusätzen verzeichnen. Grundsätzlich kannst Du jedoch der Leitlinie folgen: Je länger die Zutatenliste, desto schlechter.

Welches Extraktionsverfahren wurde angewandt?

Außerdem solltest Du Dich über das Herstellungsverfahren beim Produzenten informieren und Dich erkundigen, ob die positiven Inhaltsstoffe CBD, Terpene sowie

Flaviole und Phenole schonend rückgeführt werden. Darüber hinaus kannst Du Dich über das Anbau- und Extraktionsverfahren informieren. Wurde das Cannabidiol per CO2-Exktration, Öl-Extraktion oder Ethanol-Extraktion gewonnen? In letzterem Fall solltest Du lieber auf einen Kauf des jeweiligen CBD-Artikels verzichten, da das Ethanol die Wachse der Cannabispflanze zerstört, die viele gesundheitliche Vorteile mit sich bringen können. Bei der CO2-Gewinnung bleiben viele Bestandteile der Pflanze erhalten, sodass am Ende ein CBD-Öl entsteht, das beinahe der ungeernteten Cannabispflanze entspricht. Außerdem ist dieses Verfahren im Gegensatz zur Erhitzung oder Ethanol-Extraktion umweltschonend und nachhaltig.

Weniger ist anfangs mehr

Wie bereits erwähnt bewegst Du Dich bei der Anwendung von CBD im legalen Bereich, wenn der THC-Gehalt nicht höher als 0,2 Prozent ist. Einer erhöhten Kombination aus CBD und THC werden allerdings die besten gesundheitlichen Auswirkungen nachgesagt. Doch dafür solltest Du Dich auf keinen Fall strafbar machen, sondern Dich langsam an das CBD-Produkt herantasten. Hinsichtlich der Konzentration ist es wichtig, dass Du klein anfängst. Ein Öl aus Cannabidiol mit einer Konzentration von 2,5 Prozent kann bereits sehr gute gesundheitliche Effekte erzielen. Es muss zu Beginn also nicht gleich das Zehnprozentige sein.

Steht drauf, was drin ist?

Was Du auf dem Etikett lesen kannst, sind die wichtigsten Stellschrauben zur Einordnung des CBD-Produktes. Alle CBD-Produkte müssen EU-konform sein, damit sie in Deutschland verkauft werden dürfen. Unbedingt auf dem Etikett ersichtlich sollte daher der Gehalt des CBD-Anteils sowie die gesamte Flüssigkeitsmenge sein. Außerdem solltest Du informiert werden, wie das Herstellungsdatum lautet. Und zu guter Letzt gehört auch die Produktionsnummer zu den

Pflichtangaben auf dem Etikett. Es lohnt sich darüber hinaus, eine Recherche über den Produzenten und seine Rohstoffbezüge anzustellen. Für den europäischen Markt gibt es eine Reihe an Zertifikaten, die ein gutes CBD-Produkt kennzeichnen. Zum Einen sollte das Cannabis aus biologischem Anbau mit Zertifizierung stammen. Zum Anderen benötigt der Produzent zur Herstellung von Cannabis in Europa eine sogenannte EU-GMP Lizenz.

Ein weiteres Seriositätsmerkmal sind regelmäßige Labortests und Analysen, die dem verwendeten Cannabis für das CBD-Produkt bestimmte Merkmale quittieren. So sollte das Produkt, wenn es aus biologischem Anbau stammt, frei von Bakterien und Pestiziden sein. Es dürfen sich also keinerlei Chemikalien auf dem Produkt befinden. Außerdem solltest Du auf den Kauf von künstlich hergestelltem CBD verzichten. Die pure Kraft des natürlichen Cannabis ist das Qualitätsniveau, an dem Du Dich orientieren solltest. Neben den beschriebenen Kontaminierungen sollte das Cannabis außerdem nicht von Schimmel befallen sein. Im Falle der Verwendung von CBD-Liquids solltest Du beachten, dass kein Nikotin beigefügt wurde. Schließlich macht Nikotin hochgradig abhängig und schadet dem Körper immens.

Wo kommt's her?

Zwar gelten innerhalb der Bundesrepublik Deutschland THC-Grenzwerte von 0,2 Prozent, das ist aber nicht überall der Fall. So dürfen Konsumenten in der Schweiz CBD-Joints rauchen, die ein Prozent THC-Gehalt nicht überschreiten. In Österreich trat die Novelle der Suchtgiftverordnung im Jahr 2017 in Kraft, die wiederum ein THC-Limit von 0,3 Prozent innerhalb Österreichs festlegt. Beim Kauf solltest Du also darauf achten, von wem Du Dein CBD-Produkt beziehst. Bei der Einfuhr von CBD-Waren aus anderen EU-Ländern kann es daher schnell zu Problemen kommen. Am besten siehst Du Dir hierfür das Impressum des Online-Shops, bei dem Du bestellen möchtest, an und prüfst es auf seinen Unternehmenssitz. Möchtest Du Dein CBD in einem lokalen Shop kaufen, kannst Du Dir hierzu die Packungsbeilage genauer ansehen, um den Standort der Firma zu ermitteln.

Kochen mit CBD

Prinzipiell kann man CBD Öl jedem Gericht und Getränk zuführen. Da CBD-Öle oft leicht bitter schmecken, empfiehlt es sich, es für Speisen zu verwenden, die einen kräftigen Eigengeschmack haben. Beim Kochen mit CBD-Öl muss man darauf achten, dass man das CBD-Öl nicht auf mehr als 160 Grad Celsius erhitzt, da das CBD sonst verdunstet und das Öl seine Wirkung verliert. Da qualitativ hochwertige CBD-Produkte ihren Preis haben, sollte man die Dosierung auf die Portionen abstimmen und nur so viel zubereiten, wie man verzehren kann. Ich persönlich mag es auch sehr, CBD-Öl in meinen Tee, Kaffee oder meine

Smoothies zu geben. Im Folgenden zeige ich Dir meine Lieblingsrezepte zur Anwendung von CBD.

Himbeer – Orangen – Smoothie mit CBD

Zutaten:

- 5 Tropfen CBD Öl (5%)
- 250 g Himbeeren (frisch oder TK)
- 200 ml Pflanzliche Milch
- 1 Orange
- 2 EL Chiasamen

Zubereitung:

Alle Zutaten in einen Mixer geben und zu einer glatten Masse vermischen. Ich garniere diesen Smoothie oftmals noch mit Kokosflocken.

Erdbeer – Banane – Smoothie

Zutaten:

- 5 Tropfen CBD Öl (5%)
- 400 g Erdbeeren (frisch oder TK)
- 2 reife Bananen
- 400 ml Orangensaft

Zubereitung:

Alle Zutaten in einen Mixer geben und zu einer glatten Masse vermischen.

Grüner Smoothie

Zutaten:

- 5 Tropfen CBD Öl (5%)
- 250 ml Wasser
- 1 grüner Apfel
- 30 g Spinat
- 2 Kiwis
- ½ Zitrone

Zutaten:

1. Apfel waschen und würfeln.
2. Kiwis schälen und würfeln.
3. Saft der Zitrone mit dem Wasser und den restlichen Zutaten in einen Mixer geben und zu einer glatten Masse vermischen.

Süßer CBD – Chia – Zimt – Pudding

Zutaten:

- 10 Tropfen CBD Öl (5%)
- ½ Teelöffel Vanilleextrakt
- 1 Teelöffel Zimt
- ¼ Tasse Agavendicksaft
- ½ Tasse Chiasamen
- 2 Tassen pflanzliche Milch

Zubereitung:

1. Alle Zutaten für mindestens eine Minute im Mixer zu einer glatten Masse vermengen.
2. Mischung in eine Schüssel geben und noch einmal durchrühren.
3. Die Mischung in einen luftdichten Behälter gießen und 7-8 Stunden im Kühlschrank abkühlen lassen.
4. Mit Früchten nach Wahl servieren und kühl genießen.

Am liebsten esse ich diesen Pudding mit Himbeeren.

Deftiges CBD – Basilikum – Pesto

Zutaten:

- 10 Tropfen CBD Öl (5%)
- 2 Knoblauchzehen
- ½ Tasse Kirschtomaten
- ½ Tasse Petersilie, frisch
- 1 Tasse Basilikum, frisch
- 2 Tassen Baby Spinat, frisch
- 1 EL. Zitronensaft, frisch gepresst
- 1 EL. Pinienkerne
- 2 EL. Olivenöl
- 1 Prise schwarzer Pfeffer
- 1 Prise Salz

Zubereitung:

1. Tomaten, Petersilie und Basilikum gründlich waschen.
2. Alle Zutaten in einen Mixer geben und zu einer glatten Masse Soße vermengen.

Ich esse dieses Pesto am liebsten mit Dinkelnudeln.

Nebenwirkungen

Zwar besitzt Cannabidiol eine starke heilsame Pflanzenkraft, die bei vielen Krankheitsbildern und Beschwerden zu deren Linderung beitragen kann. Allerdings können bei manchen Nutzern auch Nebenwirkungen auftreten, die wir in diesem umfassenden Ratgeber nicht unerwähnt lassen möchten. Viele Verbraucher berichten von keinen starken Begleiterscheinungen, allerdings fallen etwaige Nebenwirkungen je nach Körperbau und Typ sehr individuell aus. Auch das Ausmaß und die jeweils eigene Empfindung können von unterschiedlicher Art sein.

Wenn CBD zu THC wird

Unter den als negativ empfundenen Wechselwirkungen befinden sich beispielsweise Berichte über Müdigkeit bei der Anwendung von CBD, aber auch Schwindel und Erbrechen können auftreten. Bei besonders sensiblen Patienten können psychoaktive Effekte durch den niedrigen Gehalt des THCs eintreten. Dies kann sich in Form von verzögerter Wahrnehmung oder leicht euphorisierenden Gefühlen manifestieren. Anstelle der Euphorie können aber auch je nach Grundstimmung Angst- oder Panikzustände erzeugt werden. Auch der Gedankenfluss kann dadurch angeregt werden, wodurch man sich in bestimmte Ideen regelrecht hineinsteigern kann. Sollten diese psychoaktiven Nebenwirkungen auftreten, ist von einem Konsum dringend abzuraten.

Finger weg von Fahrzeugen und Maschinen

Zudem solltest Du kein Auto fahren oder diverse Maschinen bedienen, wenn Du mit der Anwendung von CBD-Produkten beginnst. Es kann tatsächlich eine Weile dauern, bis sich Dein Körper und Deine Psyche an das Cannabidiol gewöhnt haben. Je nach individueller Empfindung solltest Du allerdings auf einen Konsum verzichten, wenn sich die unangenehmen Effekte nicht nach einiger Zeit der Eingewöhnung in Luft aufgelöst haben.

Vorsicht vor der Einnahme bei Kindern und Jugendlichen

Besondere Vorsicht ist außerdem beim Konsum von CBD bei Kindern und Jugendlichen geboten. Junge Menschen sind besonders anfällig für kognitive Beeinträchtigungen, die durch das CBD verstärkt werden können. Eine Einnahme von CBD bei dieser Zielgruppe ist daher in jedem Fall mit einem Arzt abzustimmen.

Sonstige Nebenwirkungen

Auch kann es vorkommen, dass bestimmte Hautpartien jucken oder Muskelzucken auftritt. Wie auch bei THC gehört auch bei der Einnahme von Cannabidiol ein trockener Mund zu einer möglichen Nebenwirkung. Halluzinationen und Kreislaufprobleme bei längerem Stehen oder beim Aufstehen können ebenfalls auftreten.

Fazit und Ausblick

Wie Du siehst, befindet sich der gesamte Cannabinoid-Bereich im Hinblick auf sein enormes Potenzial als Heilpflanze noch in den Kinderschuhen. Allerdings schreitet im Gegensatz zu den vergangenen Jahrzehnten die Forschung an der Substanz in großen Schritten voran, sodass wir in Zukunft mit Sicherheit noch weitere bahnbrechende Entwicklungen und Erkenntnisse in Bezug auf die Anwendung von Cannabiserzeugnissen erleben werden. In jedem Fall lohnt es sich aber schon jetzt, bei den genannten Krankheitsbildern und Beschwerden eine Therapie mit der Unterstützung von CBD in

Betracht zu ziehen. Schließlich bringt CBD sowohl den Vorteil seiner nicht-psychotropen Wirkweise mit sich, als auch die Tatsache, sonst auch keine anderen gesundheitsschädlichen Effekte hervorzurufen. Diese Eigenschaft kann man vielen der gängigen chemischen Präparate zur Behandlung von psychischen und physischen Krankheitsbildern leider nicht nachsagen. Nicht allzu oft ist bei der Einnahme von chemisch erzeugten Medikamenten die Liste der gesundheitsschädlichen Begleiterscheinungen länger als die derjenigen Faktoren, die zur Genesung der jeweiligen Erkrankung beitragen.

Meine Motivation hinter diesem Buch steckt in meinem tiefen Wunsch, die negative Konnotation, die die gesamte Cannabispflanze durch die Illegalisierung erfahren hat, auszuräumen. Sicherlich kommt diesem Verlangen auch der aktuelle Hype um CBD-Produkte zugute. Dadurch manifestiert sich meine Hoffnung noch weiter, dass Cannabis als gesamtes Naturprodukt seine starke Stigmatisierung als Einstiegsdroge oder Rauschgift verliert. Ich möchte dazu beitragen, dass diese Fehlinterpretation und Manipulation nicht weiter bestehen bleibt und dazu anregen, mit den genannten Ratschlägen zur Auswahl von Cannabidiol-Produkten den Nutzern ein positives Erlebnis und Ergebnis im Hinblick auf die kurz- und langfristigen Auswirkungen von CBD als pflanzenmedizinisches Mittel zu verschaffen. Die Genesungschance im Rahmen einer Anwendung steigert sich in meinen Augen um ein Vielfaches und kann auf ein überaus breites und facettenreiches Anwendungsspektrum blicken.

Darüber hinaus hoffe ich, dass Du aus diesem Buch einen Überblick über die geschichtlichen Entwicklungen und die jahrtausendealte Historie von Cannabis als Heil- und Nutzpflanze gewinnen konntest. Von der alten ägyptischen Heilungslehre bis zur traditionellen chinesischen Medizin hat Cannabis von Beginn an seinen festen

Platz eingenommen. Nun finden Cannabiserzeugnisse aller Art glücklicherweise wieder Einzug in unsere Küchen, Hausapotheken oder Kleiderschränke. Bei der schier unendlich großen Auswahl an diversen CBD-Waren möchte ich Dir das bestmögliche Hintergrundwissen liefern, um das für Dich passendste Produkt auswählen zu können. Bestimmt finden sich in der bunten Palette aus CBD-Artikeln in der Onlinewelt auch einige weniger qualitativ hochwertige CBD-Artikel. Ich hoffe, Dir mit meinen Inhalten das nötige Rüstzeug an die Hand gegeben zu haben, mit dem Du Dich nun befähigt fühlst, das für Dich optimale Potenzial auszuschöpfen und von den positiven Effekten von Cannabidiol zu profitieren.

Sollte das der Fall sein, kannst Du mich bei meiner Mission, CBD als pflanzliches Powermittel zur Beseitigung verschiedenster Beschwerden bekannt zu machen, unterstützen. Wie das geht? Ich benötige lediglich ein paar Minuten Deiner kostbaren Zeit. Mit Hilfe einer positiven Bewertung meines Buches auf Amazon hilfst Du mir dabei, meine Arbeit bekannter zu machen. Jede Rückmeldung zählt. Da dies die erste Auflage meines Herzensprojektes darstellt, bin ich gerne jederzeit offen für konstruktives Feedback, das Du mir gern per E-Mail an die Adresse a.blum81@web.de senden kannst.

Sollte ich Dich mit meinem Buch motiviert haben, Dich noch intensiver mit der aktuellen Studienlage auseinander setzen zu wollen, habe ich Dir im nachfolgenden Kapitel eine Reihe interessante Beiträge und wissenschaftliche Publikationen angefügt.

Allein die Tatsache, dass Du dieses Buch bis zum Schluss gelesen hast, zeigt mir, dass für Dich wie auch für mich ein gesundes Leben an erster Stelle steht. Zum Abschluss möchte ich Dir deshalb alles Gute und vor allem Gesundheit wünschen und bin gespannt auf Dein Feedback, das mich auf welchem Wege auch immer erreicht.

Quellenverzeichnis

American Academy of Neurology, „Cannabis-based medicine may cut seizures in half for those with tough-to-treat epilepsy", https://www.aan.com, 18.04.2017.

Henze Thomas, „Vom Hanf zum Arzneimittel – eine lange Reise", Schmerzmedizin, Mai 2017, Vol. 33, Nr. 3, S. 34 – 37.

Hoch Eva & Friemel Chris M. & Schneider Miriam (Hrsg.), Cannabis – Potenzial und Risiko: Eine wissenschaftliche Bestandsaufnahme, Springer (2019).

Husseini L., Leussink V.I., et al., „Cannabinoide zur symptomatischen Therapie der Multiplen Sklerose“, Der Nervenarzt, Juni 2012, Vol. 83, Nr. 6, S. 695 – 704.

Jeong, Yun & et al., „Cannabidiol-induced apoptosis is mediated by activation of Noxa in human colorectal cancer cells”, Cancer Letters, Volume 447, 10. April 2019, p. 12 -23.

Solowij, Broyd & u.a., “A randomised controlled trial of vaporised Δ9-tetrahydrocannabinol and cannabidiol alone and in combination in frequent and infrequent cannabis users: acute intoxication effects”, Eur Arch Psychiatry Clin Neurosci, 19. Januar 2019.

Karst M, „Cannabinoide in der Schmerzmedizin“, Der Schmerz, Oktober 2018, Vol. 32, Nr. 5, S. 381 – 396.

Latour Alexandra, „CBD bei der Behandlung von Psychosen”, Leafly.de, 29.01.2019.

Müller Thomas, „Mit Cannabiswirkstoff weniger Anfälle bei Epilepsiesyndromen“, DNP – Der Neurologe & Psychiater, Juni 2017, Vol. 18, Nr. 6, S. 9 – 10.

o.A., Cannabidiol (CBD) als Medizin, Deutscher Hanfverband.

o.A., „Cannabidiol vermeidet Anfälle bei Lennox-Gastaut-Syndrom“, 28. Januar 2018, Ärzteblatt.de.

o.A., „De Simplicium Medica: Temperamentis ac Facultatibus" (Kuhn Edition) Book VII, Chapter 10 [5th herb]

Petzke F., Enax-Krumova E. & Häuser W., „Wirksamkeit, Verträglichkeit und Sicherheit von Cannabinoiden bei neuropathischen Schmerzsyndromen: Eine systematische Übersichtsarbeit von randomisierten, kontrollierten Studien“, Der Schmerz, Februar 2016, Vol. 30, Nr. 1, S. 62 – 88.

Raup-Konsavage WM, et al., „Cannabis Cannabinoid", 2018, Vol. 3, Nr. 1, S. 272-281.

Rock Eric, Goodwin Jennifer u.a., „Interaction between non-psychotropic cannabinoids in marihuana: effect of cannabigerol (CBG) on the antinausea or anti-emetic effects of cannabidiol (CBD) in rats and shrews, Psychopharmacology, Juni 2011, Vol. 215, Nr. 3, S. 505 – 512.

Shannon S, Lewis N, Lee H, Hughes S., „Cannabidiol in Anxiety and Sleep: A Large Case Series," 2019, S. 23.

Spindle T.R., Cone E.J., Schlienz NJ, et al., "Toxicol", 7. Januar 2019.

Thiele Elizabeth, Marsh Eric et al., „Cannabidiol in patients with seizures associated with Lennox-Gastaut syndrome (GWPCARE4): a randomised, double-blind, placebo-controlled phase 3 trial“, The Lancet, Volume 391, No. 10125, 17. März 2018, S. 1085 – 1096.

Weltgesundheitsorganisation, „WHO Expert Committee on Drug Dependence: Ciritcal Review – Cannabis and cannabis resin”, 2018.

Warren R. Dawson, „Studies in the Egyptian Medical Texts", The Journal of Egyptian Archaeology, Vol. 20, No. 1/2. (June 1934), pp. 41-46.

Urheberrecht

Impressum

1. Auflage

Kontakt: Christian Dambach, Seidenstraße 19, 51063 Köln.

Covergestaltung: Mirjam Hruby

Coverfoto: stock.adobe.com

Druckerei: Amazon Media EU S.á r.l., 5 Rue Plaetis,

L-2338, Luxembourg

44417994R00058

Printed in Poland
by Amazon Fulfillment
Poland Sp. z o.o., Wrocław